Asmamaw Deguale Worku
Asinake Wudu Gessese

Hipertensão não controlada em doentes hipertensos adultos

Asmamaw Deguale Worku
Asinake Wudu Gessese

Hipertensão não controlada em doentes hipertensos adultos

ScienciaScripts

Imprint

Cover image: www.ingimage.com

This book is a translation from the original published under ISBN 978-620-8-42027-7.

Publisher:
Sciencia Scripts
is a trademark of
Dodo Books Indian Ocean Ltd. and OmniScriptum S.R.L publishing group

120 High Road, East Finchley, London, N2 9ED, United Kingdom
Str. Armeneasca 28/1, office 1, Chisinau MD-2012, Republic of Moldova, Europe
Managing Directors: Ieva Konstantinova, Victoria Ursu
info@omniscriptum.com

Printed at: see last page
ISBN: 978-620-8-62944-1

Conteúdo

Asmamaw Deguale Worku[1, 2*], Asinake Wudu Gessese[3]

[(1)]Departamento de Água e Saúde, Instituto Etíope de Recursos Hídricos, Universidade de Adis Abeba, Adis Abeba, Etiópia, [2]Departamento de Gestão de Emergências de Saúde Pública, Gabinete de Saúde de Adis Abeba, Adis Abeba, Etiópia. 3

[3]Departamento de Saúde Pública, Faculdade de Medicina do Hospital Yekatit 12, Adis Abeba, Etiópia

Autor correspondente

*Asmamaw Deguale Worku

Correio eletrónico: asmamawdeguale16@gmail.com

Resumo

Antecedentes: Em 2019, 77% das mulheres e 82% dos homens com hipertensão tinham hipertensão não controlada em todo o mundo. A hipertensão não controlada pode causar acidente vascular cerebral, enfarte do miocárdio, insuficiência cardíaca, insuficiência renal, demência, cegueira e morte. No entanto, a maioria dos estudos utilizou a anterior classificação do sétimo comité nacional conjunto para classificar os doentes hipertensos como controlados ou não controlados. Este estudo teve como objetivo avaliar a prevalência e os factores associados à hipertensão não controlada entre os doentes hipertensos adultos dos hospitais públicos de Adis Abeba, na Etiópia.

Métodos: De 12 de abril a 12 de maio de 2024, três hospitais públicos de Adis Abeba realizaram um estudo transversal de base hospitalar com 408 doentes hipertensos. Foi utilizada uma amostragem aleatória sistemática para selecionar os participantes no estudo. Utilizámos um questionário de entrevista estruturado e a revisão de prontuários, e efectuámos medições físicas. Os dados foram introduzidos no Epidata e analisados utilizando o pacote estatístico para as ciências sociais, versão 25. Foi utilizado um modelo de regressão logística para identificar os factores associados à hipertensão não controlada com um valor de $P < 0,05$ com um intervalo de confiança de 95%.

Resultados: A prevalência de hipertensão não controlada entre os doentes hipertensos dos hospitais públicos de Adis Abeba foi de 66,2% (IC 95%: 61,6%, 70,8%). Após análise ajustada, a idade > 60 anos (AOR=2,88, IC 95%: 1,37, 6,04), a presença de comorbilidades (AOR=2,21, IC 95%: 1,23, 3,96), o excesso de peso (AOR=2,25, IC 95%: 1,20, 4,24), a não adesão à medicação anti-hipertensora (AOR=5,21, IC 95%: 2,76, 9.83), a não adesão a uma dieta pobre em sal e a abordagens dietéticas para travar a hipertensão (AOR=2,74, IC 95%: 1,35, 5,53), a toma de três ou mais medicamentos anti-hipertensores (AOR=3,10, IC 95%: 1,16, 8,25) e a não adesão ao exercício físico (AOR=2,84, IC 95%: 1,49, 5,39) foram factores associados à hipertensão não controlada. **Conclusões:** A hipertensão não controlada foi muito elevada nos hospitais públicos de Adis Abeba, na Etiópia. Os factores-chave para a hipertensão não controlada são a não adesão a medicamentos anti-hipertensores, a utilização de vários medicamentos, a falta de exercício físico e a baixa adesão a abordagens dietéticas e com baixo teor de sal para travar a hipertensão. Para resolver estes problemas, recomenda-se o reforço da educação dos doentes sobre a adesão à medicação, a promoção de mudanças no estilo de vida e a utilização de ferramentas digitais de saúde, como as aplicações móveis, para apoio em tempo real e acompanhamento da adesão.

Palavras-chave: Hipertensão não controlada, prevalência, doentes hipertensos, hospitais públicos, Etiópia

1 Introdução

As doenças cardiovasculares (DCV) são a principal causa de morte a nível mundial, responsáveis por 17,3 milhões de mortes por ano, sendo a hipertensão um fator de risco primário para quase metade de toda a morbilidade e mortalidade relacionadas com as DCV (1). A hipertensão é definida como tendo uma pressão arterial sistólica (PAS) > 140 mmHg e/ou uma pressão arterial diastólica (PAD) > 90 mmHg, medida em dois dias distintos (2).

A hipertensão é um dos factores de risco evitáveis de morbilidade e mortalidade cardiovascular e cerebrovascular (3, 4). Os factores de risco modificáveis da hipertensão incluem a ingestão excessiva de sódio, a baixa ingestão de potássio, o consumo de álcool, a obesidade, a inatividade física e uma dieta pouco saudável (5). A prevalência da hipertensão deslocou-se dos países de rendimento elevado para os países de rendimento baixo e médio (PRMB) (6).

A hipertensão pode ser prevenida e controlada através de modificações do estilo de vida (redução do peso, adoção de abordagens dietéticas para travar a hipertensão (DASH), planos alimentares, redução do sódio, exercício físico, consumo moderado de álcool e cessação do tabagismo), tratamentos farmacológicos e adesão a medicamentos anti-hipertensores (7). A não adesão às modificações do estilo de vida e à terapêutica farmacológica, que resulta numa hipertensão não controlada, constitui um grave problema de saúde pública, tanto nos países desenvolvidos como nos países em desenvolvimento (8, 9).

Em 2019, um estudo global concluiu que apenas 23% das mulheres e 18% dos homens em tratamento da hipertensão controlavam eficazmente a sua pressão arterial (10). Na Malásia, de 2006 a 2015, mais de 60% dos casos de hipertensão não estavam controlados (11). A prevalência combinada de hipertensão não controlada na Etiópia foi de 48% (12).

Os principais factores que contribuem para a hipertensão não controlada incluem a não adesão a medicamentos anti-hipertensores, a atividade física, a abstinência alcoólica, uma dieta pobre em sal e DASH, o excesso de peso/obesidade, as comorbilidades, a duração da doença, o sexo e a idade (9, 13, 14). Além disso, a hipertensão não controlada foi associada à não adesão à gestão do peso e à abstinência tabágica, à mastigação de Khat, ao estado civil, ao rendimento, à residência, ao nível de educação, ao conhecimento das complicações, ao número de medicamentos anti-hipertensores e à história familiar de hipertensão (9, 15-18).

Um estudo realizado em 12 centros de saúde de Adis Abeba encontrou uma prevalência de 69% de hipertensão não controlada (19). A magnitude variou entre 54,9% no Hospital Tikur Anbessa e 73,8% no Hospital Memorial Zewditu (20, 21). A maioria dos estudos sobre hipertensão não controlada na Etiópia utilizou as orientações desactualizadas de 2003. Classificaram a hipertensão controlada e não controlada dos doentes utilizando o sétimo relatório do comité nacional conjunto para a prevenção, deteção, avaliação e tratamento da hipertensão arterial (JNC-7) (22). As diretrizes actualizadas de 2014, baseadas em provas, para a gestão da hipertensão arterial em adultos, relatadas pelos membros do painel nomeados para o oitavo comité nacional conjunto (JNC-8), recomendaram novos pontos de corte para os objectivos-alvo da pressão arterial nos quais se baseia a classificação (7).

Os estudos etíopes sobre a hipertensão não controlada revelaram disparidades significativas. Além disso, apenas alguns factores foram identificados de forma consistente nos estudos, com variações nos factores associados. A não adesão à abstinência do álcool, a não adesão à abstinência do tabaco e a mastigação de Khat foram os factores que revelaram inconsistência em diferentes estudos (8, 9, 13, 15, 23).

A hipertensão não controlada variou significativamente, de 11,4% a 73,8%. A maioria dos estudos anteriores foi realizada num único hospital e quase metade não avaliou os conhecimentos dos doentes sobre os autocuidados e as complicações da hipertensão. Sem avaliar o estado de conhecimento dos doentes, será difícil compreender plenamente os factores do lado do doente para a hipertensão não controlada. Poucos estudos examinaram a hipertensão não controlada e os factores a ela associados em Adis Abeba,

A capital da Etiópia, apesar do seu estilo de vida distinto do das regiões. Este estudo teve como objetivo avaliar a prevalência e os factores que contribuem para a hipertensão não controlada entre os doentes adultos hipertensos nos hospitais públicos de Adis Abeba, na Etiópia. Esta avaliação utilizou as diretrizes actualizadas do JNC-8, centrando-se nos novos objectivos de pressão arterial para o tratamento anti-hipertensivo e incorporando o conhecimento dos doentes como variável.

2 Métodos

Área e período de estudo

O estudo foi realizado em hospitais públicos selecionados em Adis Abeba, de 12 de abril a 12 de maio de 2024. Adis Abeba compreende 11 subcidades e 118 woredas e tem uma população total estimada em 3 854 863 habitantes. Esta população inclui cerca de 2 004 529 mulheres e 1 850 334 homens (24). O estudo foi realizado em três hospitais públicos de Adis Abeba, selecionados através de métodos de amostragem aleatória simples. Um total de 15 508 doentes hipertensos foram seguidos durante três meses nestes hospitais públicos de Adis Abeba.

Conceção do estudo e população

Utilizámos um desenho de estudo transversal de base hospitalar. A população de origem incluía todos os doentes adultos hipertensos que recebiam cuidados de acompanhamento em todos os hospitais públicos de Adis Abeba durante o período do estudo. A população do estudo incluiu todos os doentes adultos hipertensos em acompanhamento em hospitais públicos selecionados em Adis Abeba durante o mesmo período.

Critérios de inclusão e exclusão

Foram incluídos todos os doentes hipertensos com idade igual ou superior a 18 anos que estivessem a receber tratamento anti-hipertensivo nos seis meses anteriores ao período do estudo e que estivessem a receber tratamento em ambulatório durante o período do estudo. Foram excluídas do estudo as mulheres grávidas (devido a potenciais alterações da tensão arterial relacionadas com a gravidez), os doentes inconscientes ou gravemente doentes que não puderam participar numa entrevista e os doentes com registos médicos incompletos (especificamente, os que não tinham uma ou duas medições anteriores da tensão arterial de seguimento).

Determinação da dimensão da amostra e procedimentos de amostragem

A dimensão da amostra para o estudo foi calculada para ambos os objectivos (ou seja, para o objetivo específico 1 e o objetivo específico 2), tendo sido utilizada a dimensão máxima das amostras calculadas. A dimensão da amostra necessária para este estudo foi calculada utilizando uma fórmula de proporção dupla para o objetivo 2, com base nos seguintes pressupostos 80% de poder de estudo, 37,9% de proporção de não adesão ao exercício físico em indivíduos expostos e 24,2% em indivíduos não expostos, um intervalo de confiança de 95% e uma proporção de 1:1 de indivíduos não expostos para expostos (25). A dimensão final da amostra foi determinada após a realização de uma análise de sensibilidade para avaliar se uma dimensão diferente da amostra produziria resultados diferentes. Este cálculo resultou numa dimensão de amostra necessária de 425 participantes. Foi utilizado um método de amostragem aleatória simples por sorteio para selecionar os três hospitais do estudo. Foram analisados os dados dos três hospitais ao longo de três meses, abrangendo 3552, 3690 e 3167 indivíduos que visitaram as clínicas de doenças crónicas dos hospitais públicos de Adis Abeba. Em seguida, o fluxo de três meses foi dividido em três grupos para obter o número médio de doentes hipertensos no seguimento de um mês (1184, 1230 e 1056). Aplicámos o método de alocação proporcional para determinar o tamanho da amostra, com base no número de doentes hipertensos que visitaram os três hospitais públicos em março de 2024 (o mês anterior ao inquérito). Estes hospitais constituíram a população de origem (n = 3470), com contagens de doentes de 1184, 1230 e 1056, respetivamente. O tamanho total da amostra foi então proporcionalmente alocado aos hospitais selecionados de acordo com o fluxo de doentes hipertensos. O tamanho final da amostra para cada hospital foi de 151, 145 e 129 (Figura 1).

Diagrama esquemático do processo de amostragem

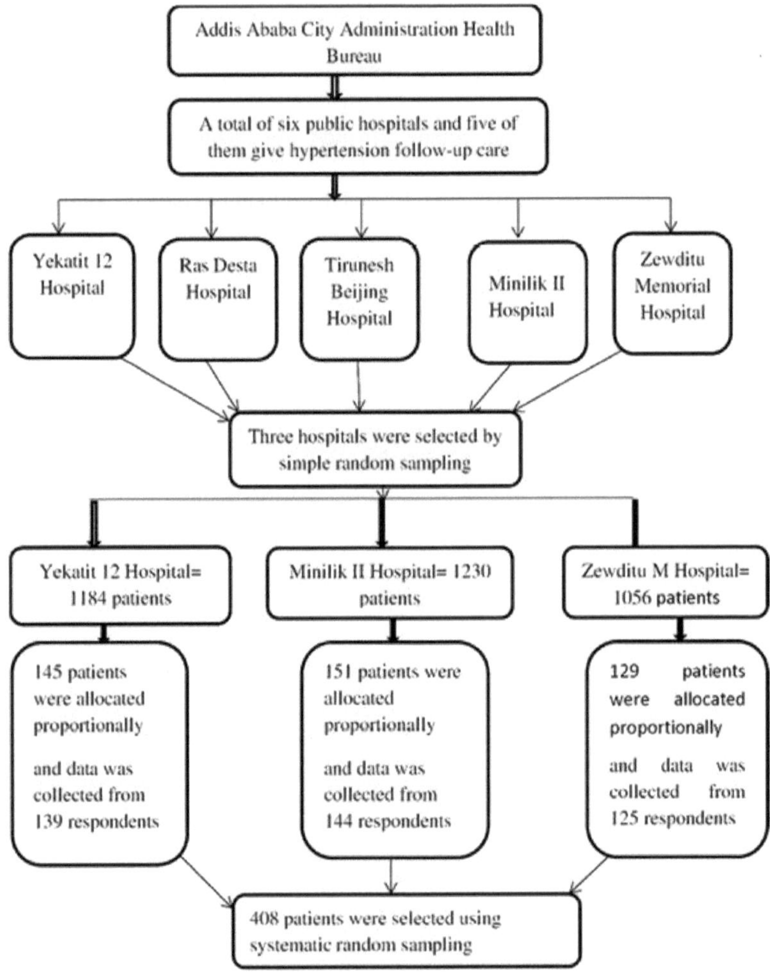

Figura 1: Diagrama esquemático do processo de amostragem para o estudo da hipertensão não controlada e dos factores associados entre os hipertensos adultos em acompanhamento em hospitais públicos, Adis Abeba, Etiópia, 2024.

Durante o processo de recolha de dados, os participantes no estudo foram selecionados através de métodos de amostragem aleatória sistemática. As visitas dos doentes serviram de base de amostragem. Por exemplo, recrutámos os doentes com base na sua visita a uma clínica de acompanhamento da hipertensão utilizando o intervalo de amostragem. O intervalo de amostragem (K) foi determinado dividindo o número total de doentes hipertensos pela dimensão da amostra (K = N/n = 3470/425 = 8), o que significa que os dados foram obtidos em cada oitavo intervalo. A amostra inicial foi selecionada aleatoriamente a partir da sua visita, utilizando um número entre 1 e o intervalo de amostragem 8. As amostras subsequentes do estudo foram identificadas sistematicamente através da visita a cada oitavo doente das amostras iniciais selecionadas.

Instrumentos e técnicas de recolha de dados

Os dados foram recolhidos através de um questionário estruturado, administrado por um entrevistador, através de entrevistas presenciais adaptadas de vários estudos (13, 15), utilizando o questionário hypertension self-care Activity level effect (H-SCALE) (26) e a escala hypertension evaluation of lifestyle and management knowledge scale (HELM scale) (9, 27). A H-SCALE é preferida porque oferece uma avaliação mais abrangente e detalhada do estado do doente, uma vez que inclui a adesão à medicação, a atividade física, o tabagismo, a ingestão de sal, o álcool e a gestão do peso. Ao combinar estes diferentes aspectos, a H-SCALE dá uma imagem mais completa do controlo da hipertensão de um doente, em comparação com a confiança apenas nas leituras da pressão arterial. Além disso, a escala HELM foi utilizada para complementar os conhecimentos sobre os autocuidados, a gestão do estilo de vida e as complicações da variável hipertensão.

Também se procedeu à modificação das escalas para se adaptarem ao contexto local, particularmente na secção da dieta DASH, em que alguns dos alimentos não são comuns no contexto etíope, pelo que a sua inclusão no questionário não é relevante. Por exemplo, a pergunta "come carnes processadas como fiambre, bacon, mortadela ou salsicha?" foi excluída do questionário, uma vez que estes alimentos não são consumidos na Etiópia. O questionário foi concebido para recolher informações sobre variáveis sociodemográficas, variáveis clínicas dos doentes e variáveis relacionadas com a prática comportamental. A consistência interna do questionário H-SCALE foi testada em estudos efectuados na Etiópia Oriental e na Universidade de Jimma e foi considerada aceitável, com valores bons a excelentes. Os valores específicos para cada domínio de autocuidado foram os seguintes: para a adesão à medicação, 0,94; para uma dieta pobre em sal, 0,74; para a adesão à atividade física, 0,81; para a gestão do peso, 0,93; e para o consumo de álcool, 0,92 (28).

Variáveis como a mastigação de khat e o conhecimento das práticas de autocuidado e de gestão do estilo de vida dos doentes com hipertensão foram acrescentadas após revisão da literatura (9). O questionário compilado foi traduzido para amárico e retrotraduzido para inglês para manter a consistência interna. Antes da recolha de dados, foram efectuados pré-testes a 5% (21) dos doentes hipertensos elegíveis no Ras desta Hospital, a fim de alterar o instrumento de recolha de dados e avaliar a taxa de resposta. A sequência do instrumento foi modificada com base nos resultados do pré-teste.

Os dados foram recolhidos por quatro enfermeiros de licenciatura durante um mês, sob a supervisão e facilitação de dois técnicos de saúde e do investigador principal. Para além das entrevistas presenciais, os processos clínicos dos doentes foram revistos para obter dados sobre registos anteriores de PA e estado de comorbilidade. Por fim, foram efectuadas medições da tensão arterial atual, da altura e do peso no dia da recolha de dados , seguindo os procedimentos habituais.

No dia da recolha de dados, a PA foi medida utilizando um esfigmomanómetro normalizado com uma braçadeira de tamanho adequado, cobrindo dois terços do braço, com o doente na posição sentada. O esfigmomanómetro foi calibrado por engenheiros biomédicos antes da recolha de dados propriamente dita, para garantir a fiabilidade e a validade da medição. Além disso, a medição foi cruzada com os outros esfigmomanómetros dos hospitais para verificar se havia discrepâncias na medição. O doente repousou durante cinco minutos e não consumiu cigarros ou cafeína durante trinta minutos. Além disso, foi retirado o excesso de roupa que pudesse afetar a braçadeira da PA. Os doentes foram aconselhados a manter a calma durante a medição da PA. A braçadeira da TA foi insuflada o suficiente para interromper o fluxo sanguíneo até não se ouvir qualquer som através do estetoscópio. Em seguida, a braçadeira foi desinsuflada lentamente para medir a PA sistólica e diastólica. O peso corporal foi medido com roupa leve, utilizando uma balança digital, a altura foi medida retirando os sapatos, utilizando um estadiómetro, e o IMC foi calculado.

Descrição das variáveis

Variável dependente*:* hipertensão não controlada

Variáveis independentes

Variáveis sócio-demográficas: idade, sexo, estado civil, nível de escolaridade, rendimento mensal nos países etíopes, estatuto de residência e estatuto profissional.

As variáveis clínicas dos doentes incluíram a presença de comorbilidades, o IMC atual, a história familiar de hipertensão, o número de medicamentos anti-hipertensores e a duração do diagnóstico de hipertensão.

As variáveis relacionadas com as práticas comportamentais incluíam o conhecimento das complicações relacionadas com a hipertensão, a adesão aos medicamentos anti-hipertensores, a adesão à restrição de sal, a não adesão à gestão do peso, a não adesão à atividade física, a não adesão à abstinência de álcool, a não adesão à abstinência de tabaco, a mastigação de khat e os conhecimentos actuais sobre cuidados pessoais, gestão do estilo de vida e complicações da hipertensão.

Definição operacional

A hipertensão não controlada foi definida como uma pressão arterial sistólica >150 mmHg e/ou pressão arterial diastólica > 90 mmHg para doentes com idade > 60 anos ou pressão arterial sistólica > 140 mmHg e/ou pressão arterial diastólica > 90 mmHg para todos os outros doentes com idade < 60 anos que estejam em tratamento, incluindo doentes com comorbilidades (7). Os doentes hipertensos foram classificados como não controlados ou controlados com base no cumprimento ou não dos objectivos de pressão arterial definidos pelas diretrizes do JNC-8.

Comorbilidade médica: refere-se a um doente com hipertensão que também tem uma ou mais perturbações médicas. Estas doenças podem ser agudas ou crónicas e podem ter impacto umas nas outras, por vezes de forma complexa. Algumas das comorbilidades observadas num doente com hipertensão incluem as seguintes: diabetes mellitus, doença renal crónica, doença pulmonar obstrutiva crónica, doença arterial coronária, dislipidemia, apneia do sono, depressão e ansiedade, doença arterial periférica, fibrilhação auricular, insuficiência cardíaca, acidente vascular cerebral prévio ou ataque isquémico transitório, disfunção cognitiva, estenose da válvula aórtica (29-31).

O método de pontuação H-SCALE utilizado para recolher os dados incluía as seguintes variáveis (26):

Adesão à medicação: Foram utilizados três itens para avaliar o número de dias da semana anterior em que o indivíduo tomou a medicação para a tensão arterial, à mesma hora todos os dias e na dose recomendada. Cada item constituía uma resposta de 0-7 dias. As respostas foram somadas (intervalo 0-21) (26).

Adesão à medicação: participantes que referiram ter seguido estas três recomendações em 7 de 7 dias (ou seja, os que obtiveram 21 pontos)

Não adesão aos medicamentos: participantes que obtiveram uma pontuação de 0-20.

A medição da adesão à medicação e às recomendações dietéticas é crucial nos estudos sobre hipertensão, uma vez que tem um impacto direto na eficácia das intervenções e nos resultados globais. Utilizámos medidas auto-relatadas para medir a adesão à medicação e à dieta pobre em sal, utilizando questionários, entrevistas e medidas de recordação.

Atividade física: A atividade física foi avaliada através de dois itens. 1. Em quantos dos últimos sete dias realizou pelo menos 30 minutos de atividade física total? 2. Em quantos dos últimos sete dias realizou actividades de exercício específicas (natação, caminhada ou ciclismo) para além das que fazia em casa ou no trabalho? (26).

Adesão à atividade física: Os participantes que responderam quatro dias ou mais a cada um dos dois itens ou que obtiveram uma pontuação total de > 8 foram considerados fisicamente activos (26).

Tabagismo: O estatuto de fumador foi determinado por uma pergunta: "quantos cigarros ou charutos fumou nos últimos sete dias, mesmo que tenha sido apenas uma passa?" Os inquiridos que referiram zero dias de consumo de tabaco foram classificados como não fumadores. Todos os outros foram classificados como fumadores (26).

Consumo de sal: A H-SCALE tem doze itens utilizados para avaliar as práticas relacionadas com uma alimentação saudável, evitar o sal ao cozinhar e comer, e evitar alimentos com elevado teor de sal nos 7 dias anteriores. Os itens foram modificados para nove, uma vez que os itens 3, 7 e 11 são específicos de cada país. Seis itens foram formulados de forma negativa, e as respostas a estes itens foram codificadas de forma inversa (as respostas foram 0-7 dias). Em seguida, foi calculada uma pontuação média. Uma pontuação de 6 ou superior indicava que os participantes seguiam uma dieta pobre em sal durante 6 dos 7 dias e eram considerados adeptos da restrição de sal (26).

Álcool: Os participantes que declararam não ter consumido qualquer bebida alcoólica (tella, tej, katikalla, cerveja e outras) nos últimos 7 dias ou que declararam não ter consumido qualquer bebida alcoólica foram considerados abstémios. Todos os outros foram considerados não aderentes (26).

Gestão do peso - Foram utilizados dez itens para avaliar as actividades de gestão do peso realizadas nos 30 dias anteriores através de práticas alimentares e de atividade física. As opções de resposta variavam entre discordar fortemente (pontuação=1) e concordar fortemente (pontuação=5). Os participantes que concordaram ou concordaram fortemente com todos os dez itens (pontuação > 40) foram classificados como praticando bons hábitos de controlo de peso (aderentes ao controlo de peso) (26).

Excesso de peso e obesidade: O IMC foi calculado e classificado de acordo com as diretrizes da OMS. Os participantes foram classificados como tendo pouco peso se o seu IMC fosse < 18,5 kg/m^2, excesso de peso se o seu IMC fosse 25,0-29,99 kg/m2, e obesidade se o seu IMC fosse > 30 kg/m^2 (8).

Conhecimento das complicações relacionadas com a hipertensão: Esta questão foi avaliada através de uma pergunta com itens de resposta múltipla (26).

Conscientes: participantes que tinham pelo menos duas complicações relacionadas com a hipertensão

Desconhecimento: os participantes que responderam que não conheciam nenhuma complicação relacionada com a hipertensão ou que conheciam apenas uma complicação relacionada com a hipertensão.

Os conhecimentos sobre os autocuidados, a gestão do estilo de vida e as complicações da hipertensão foram avaliados através da escala HELM, que contém 14 itens para avaliar os conhecimentos dos inquiridos. As perguntas foram modificadas para 10, uma vez que as perguntas 7 e 8 eram específicas do país e as perguntas 12 e 13 não correspondiam ao objetivo do estudo. Uma resposta correta foi registada como 1, e uma resposta incorrecta foi registada como 0. As respostas foram resumidas.

(27).

Bom conhecimento: os participantes que obtiveram uma pontuação superior ou igual à pontuação média da escala HELM **Mau conhecimento:** Os participantes que obtiveram uma pontuação inferior à pontuação média da escala HELM foram considerados como tendo um conhecimento fraco.

Gestão da qualidade dos dados

Antes da recolha de dados: O questionário em inglês foi traduzido para a língua local, o amárico, e depois novamente para inglês para garantir a consistência. Antes da recolha de dados, o questionário foi pré-testado em 5% da amostra total no Hospital Ras desta para determinar a taxa de resposta, a clareza, a sequência e a consistência do questionário. A sequência do instrumento foi ajustada com base nos resultados do pré-teste. Foi realizado um teste de fiabilidade inter-avaliadores para os enfermeiros que estavam a recolher os dados através de testes-piloto, formação e normalização. Os colectores de dados receberam dois dias de formação sobre o objetivo do estudo, a relevância e a confidencialidade da informação, os direitos dos inquiridos, o consentimento informado e as técnicas de entrevista. Além disso, foi realizada uma demonstração prática da entrevista numa sala de aula.

Durante a recolha de dados, o mecanismo de recolha de dados e de entrevistas foi rigorosamente supervisionado durante todo o período de recolha de dados pelos supervisores designados e pelo investigador principal. A exaustividade e a coerência dos questionários foram verificadas no local da recolha de dados pelo investigador principal.

Durante a introdução e análise dos dados, os dados recolhidos foram codificados e introduzidos no software Epidata versão 3.1. A qualidade dos dados foi controlada através de padrões de saltos que devem introduzir e reduzir os erros de transporte no Epidata. Finalmente, a limpeza e a análise foram efectuadas utilizando o SPSS versão 25.

Processamento e análise de dados

Os dados recolhidos foram verificados quanto à sua exaustividade e depois codificados e introduzidos no Epidata versão 3.1 e exportados para o SPSS versão 25 para posterior análise. As variáveis de resultado foram classificadas em dois grupos, hipertensão não controlada e hipertensão controlada, com base na média de três medições consecutivas da pressão arterial. Os resultados da análise são apresentados sob a forma de texto, tabelas, figuras e estatísticas resumidas. Para as variáveis categóricas, foram utilizadas frequências, percentagens e números. Para identificar os fatores associados à hipertensão não controlada, foi realizada regressão logística. As variáveis com valores de $p < 0,25$ na análise bivariada foram candidatas à análise multivariada para controlar o efeito dos fatores de confusão. A análise multivariada com um valor de $p < 0,05$ foi utilizada para estimar associações entre as variáveis dependentes e independentes.

Aprovação ética e consentimento de participação

Foi obtida aprovação ética do IRB do departamento de saúde pública do Yekatit 12 Hospital Medical College [Ref.no. Rpo/130/22], Adis Abeba, Etiópia, em 13 de maio de 2022. Foi obtido o consentimento informado por escrito de cada participante no estudo para garantir a sua vontade. Foram dadas aos participantes informações sobre os benefícios e os prejuízos do estudo, a utilidade da sua participação, a confidencialidade das informações e o direito de não participar. Os responsáveis pela recolha de dados receberam dois dias de formação sobre o objetivo do estudo, a relevância e a confidencialidade da informação, os direitos dos inquiridos, o consentimento informado e as técnicas de entrevista, a fim de dar resposta a potenciais vulnerabilidades éticas dos doentes para não se sentirem obrigados a participar no estudo. Os dados relativos às variáveis clínicas dos doentes, como a medição da pressão arterial, as comorbilidades e o número de medicamentos anti-hipertensores, foram obtidos através do acesso aos registos pessoais de saúde durante a sua visita à clínica de acompanhamento da hipertensão, após obtenção do consentimento escrito. Todos os procedimentos utilizados para aceder aos dados pessoais de saúde foram regulados pela lei e pelo regulamento da lei de proteção de dados pessoais para evitar qualquer potencial violação da privacidade dos dados.

3 Resultados

Caraterísticas sócio-demográficas

Participaram no estudo 408 doentes, o que corresponde a uma taxa de resposta de 96%. Mais de metade (52,7%) dos inquiridos eram do sexo feminino. A idade média (± DP) dos inquiridos foi de 56,26 (± 13,46) anos. Mais de metade (56,1%) dos inquiridos tinha menos de 60 anos. A maioria dos inquiridos (65,4%) era casada. Cento e doze (27,5%) e 110 (27%) não possuíam educação formal e possuíam educação universitária ou superior, respetivamente (Tabela 1).

Tabela 1: Caraterísticas sócio-demográficas dos pacientes adultos hipertensos em acompanhamento na rede pública
hospitais de Adis Abeba, Etiópia, 2024 (n=408)

Variável	Categoria	*Frequência*	*Percentagem (%)*
Sexo	Masculino	193	47.3
	Feminino	215	52.7
Categoria de idade	<60 anos	229	56.1
	>60 anos	179	43.9
Estado civil	Casado	267	65.4
	Individual	31	7.6
	Divorciado	33	8.1
	Viúva	77	18.9
Estatuto	Sem educação formal	112	27.5

académico			
	Primário	102	25
	Secundário	84	20.6
	Ensino superior	110	27
Situação profissional	Dona de casa	101	24.8
	Funcionário público	75	18.4
	Desempregado	30	7.4
	Reformado	93	22.8
	Empresa privada	106	26
	Outros *	3	0.7
Categoria de rendimento	< 500 ETB	15	3.7
	501- 1000 ETB	44	10.8
	>1000 ETB	349	85.5

*Estudante, trabalhador diário

Caraterísticas clínicas dos inquiridos

Quase metade dos inquiridos (41,9%) tinha um IMC normal, seguido de excesso de peso (39%). Além disso, a média (± DP) do IMC foi de 26,08 (± 4,28) kg/m^2. O peso médio (± DP) dos inquiridos foi de 69,4 (± 11,39) quilogramas, e a altura média (± DP) foi de 1,63 (± 0,08) metros (Tabela 2).

Quadro 2: Caraterísticas clínicas dos doentes adultos hipertensos em acompanhamento nos hospitais públicos de Adis Abeba, Etiópia, 2024 (n=408)

Variável	Categoria	Frequência	Percentagem (%)
IMC	Insuficiente	7	1.7
	Peso normal	171	41.9
	Excesso de peso	159	39
	Obeso	71	17.4
Número de anti-hipertensivos medicamentos	< 2 medicamentos	335	82.1
	Três ou mais	73	17.9
Duração da hipertensão diagnóstico	< 5 anos	161	39.5
	5 a 10 anos	121	29.7
	> 10 anos	126	30.9
História familiar de hipertensão	Sim	196	48
	Não	212	52
Estado de comorbilidade	Sim	211	51.7
	Não	197	48.3

Conhecimento dos inquiridos

Mais de metade dos inquiridos (51%) referiu ter pelo menos duas complicações relacionadas com a hipertensão, enquanto os restantes não referiram qualquer complicação. No que diz respeito aos conhecimentos sobre autocuidados e gestão do estilo de vida dos doentes com hipertensão, 62,3% dos inquiridos tinham bons conhecimentos sobre a gestão do estilo de vida dos doentes com hipertensão. A pontuação média (± DP) do conhecimento foi de 5,07 (± 2), com uma pontuação máxima de 10 e uma pontuação mínima de 0.

Práticas comportamentais dos inquiridos

Metade dos inquiridos (51,2%) não aderiu à medicação anti-hipertensiva (por exemplo, comprimidos para a tensão arterial, hora certa e dosagem recomendada). A maioria dos inquiridos (60,5%) não aderiu à atividade física (atividade regular ou atividade específica). Mais de três quartos (79,4%) dos inquiridos não aderiram às dietas com baixo teor de sal e DASH (Tabela 3).

Quadro 3: Variáveis relacionadas com a prática comportamental de doentes adultos hipertensos em acompanhamento em hospitais públicos de Adis Abeba, Etiópia, 2024 (n=408)

Variável	*Categoria*	*Frequência*	*Percentagem (%)*
Mastigação de khat	Sim	21	5.1
	Não	387	94.9
Estado de fumador	Sim	15	3.7
	Não	393	96.3
Consumo de álcool	Sim	21	5.1
	Não	387	94.9

Medicamentos	Aderir	199	48.8
Adesão	Não aderir	209	51.2
Exercício físico	Aderir	247	60.5
Adesão	Não aderir	161	39.5
Dieta pobre em sal	Aderir	84	20.6
	Não aderir	324	79.4
Respeito pelo peso	Aderir	143	35
práticas de gestão	Não aderir	265	65

Prevalência de hipertensão não controlada

A prevalência de hipertensão não controlada entre os doentes adultos hipertensos nos hospitais públicos de Adis Abeba foi de 66,2% (IC 95% = 61,61%, 70,79%). A média (± DP) da PAS da média de três medições consecutivas da pressão arterial foi de 146,16 (± 15,3) mmHg, com uma PAS máxima de 188,67 mmHg e uma PAS mínima de 106,67 mmHg. A PAD média (± DP) da média de três medidas consecutivas de pressão arterial foi de 84,27 (±8,18) mmHg, com valor máximo de PAD de 100 mmHg e mínimo de 60,67 mmHg (Figura 2).

Magnitude da hipertensão não controlada

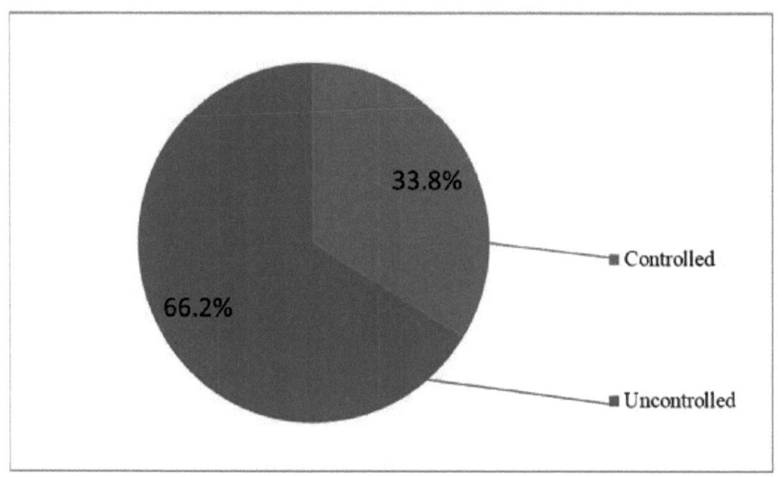

Figura 2: Magnitude da hipertensão não controlada entre os doentes adultos hipertensos em acompanhamento nos hospitais públicos de Adis Abeba, Etiópia, 2024 (n=408)

Factores associados a uma hipertensão não controlada

Após análise ajustada, a presença de comorbilidades, a idade > 60 anos, o excesso de peso, a não adesão a medicamentos anti-hipertensores, a não adesão a dietas com baixo teor de sal e DASH, a toma de três ou mais medicamentos anti-hipertensores e a não adesão a exercício físico foram associados a hipertensão não controlada.

Os doentes hipertensos com 60 anos ou mais tinham quase três vezes (AOR=2,88, IC 95%: 1,37, 6,04) mais probabilidades de desenvolver hipertensão não controlada do que os doentes com menos de 60 anos. Os doentes hipertensos com uma ou mais doenças comórbidas tinham aproximadamente duas vezes mais probabilidades de desenvolver hipertensão não controlada do que os que não tinham diagnóstico de doenças comórbidas (AOR = 2,21, IC 95%: 1,23, 3,96). Neste estudo, os doentes hipertensos com excesso de peso tinham 2,25 vezes mais probabilidades de desenvolver hipertensão não controlada do que os doentes com peso normal (AOR = 2,25, IC 95%: 1,20, 4,24).

Os doentes hipertensos que não aderiram aos seus medicamentos anti-hipertensivos tinham 5,21 vezes mais probabilidades de ter hipertensão não controlada do que os seus homólogos (AOR = 5,21, IC 95%: 2,76, 9,83). Os que não aderiram a uma dieta pobre em sal ou a uma dieta DASH tinham aproximadamente três vezes mais probabilidades de desenvolver hipertensão não controlada do que os que aderiram a uma dieta pobre em sal ou a uma dieta DASH (AOR = 2,74, 95% CI: 1,35, 5,53). Os doentes hipertensos que tomavam três ou mais medicamentos anti-hipertensivos tinham 3,1 vezes mais probabilidades de desenvolver hipertensão não controlada do que os que tomavam um ou dois medicamentos anti-hipertensivos (AOR = 3,10, IC 95%: 1,16, 8,25). Aqueles que não aderiram ao exercício físico tinham 2,84 vezes mais probabilidades de ter hipertensão não controlada do que aqueles que o fizeram (AOR = 2,84, IC 95%: 1,49, 5,39) (Tabela 4).

Tabela 4: Regressão logística bivariada e multivariada para identificar os factores associados à hipertensão não controlada entre os doentes adultos hipertensos em acompanhamento nos hospitais públicos de Adis Abeba, Etiópia, 2024 (n=408).

Variável	Categoria	Não controlado hipertensão		COR (IC 95%)	p-valor	AOR (IC 95%)	p-valor
		Sim (%)	Não (%)				
Sexo	Masculino	136 (33.3)	57 (14)	1.44 (0.95, 2.18)	0.083	1.10 (0.57, 2.12)	0.788
	Feminino	134 (32.8)	81 (19.9)	1		1	
Estado civil	Casado	171 (41.9)	96 (23.5)	1		1	
	Individual	16 (3.9)	15 (3.7)	0.60 (0.28, 1.26)	0.179	1.14 (0.41, 3.15)	0.806

	Divorciado	21 (5.1)	12 (2.9)	0.98 (0.46, 2.08)	0.963	0.67 (0.24, 1.86)	0.446
	Viúva	62 (15.2)	15 (3.7)	2.32 (1.25, 4.3)	0.007	1.78 (0.74, 4.30)	0.198
Comorbilidade	Sim	166 (40.7)	45 (11)	3.30 (2.14, 5.08)	0.000	2.21 (1.23, 3.96)	0.008
	Não	104 (25,5)	93 (22,8)	1		1	
Mastigação de khat	Sim	18 (4.4)	3 (0.7)	3.21 (0.93, 11.11)	0.065	2.19 (0.50, 9.60)	0.299
	Não	252 (61.8)	135 (33.1)	1		1	
Categoria de idade	<60 anos	127 (31.1)	102 (25)	1		1	
	>60 anos	143 (35)	36 (8.8)	3.19 (2.04, 5.00)	0.000	2.88 (1.37, 6.04)	0.005
Educação estatuto	Sem educação formal	88 (21.6)	24 (5.9)	3.41 (1.90, 6.13)	0.000	0.97 (0.36, 2.61)	0.944
	Primário	65 (15.9)	37 (9.1)	1.63 (0.94, 2.83)	0.080	0.66 (0.28, 1.52)	0.327
	Secundário	60	24	2.33 (1.27,	0.006	1.63 (0.72,	0.244

		(14.7)	(5.9)	4.25)		3.71)	
	Colégio e acima	57 (14)	53 (13)	1		1	
Profissional categoria	Dona de casa	65 (15.9)	36 (8.8)	1		1	
	Governo al empregado	43 (10.5)	32 (7.8)	0.74 (0.40, 1.37)	0.345	1.34 (0.50, 3.61)	0.567
	Desemprego d	15 (3.7)	15 (3.7)	0,55 (0,24, 1,26)	0.160	0,74 (0,21, 2,63)	0.641
	Reformado	76 (18.6)	17 (4.2)	2.48 (1.27, 4.82)	0.008	2.10 (0.72, 6.15)	0.177
	Privado comercial	70 (17.2)	36 (8.8)	1.08 (0.61, 1.91)	0.800	1.73 (0.68, 4.41)	0.254
	Outros	1 (0.2)	2 (0.5)	0.28 (0.02, 3.16)	0.301	1.26 (0.08, 19.49)	0.868
Categoria do IMC	Normal peso	86 (21.1)	85 (20.8)	1		1	
	Excesso de peso	127 (31.1)	32 (7.8)	3.92 (2.40, 6.40)	0.000	2.25 (1.20, 4.24)	0.012
	Obeso	54 (13.2)	17 (4.2)	3.14 (1.69, 5.85)	0.000	1.95 (0.87, 4.35)	0.103

	Subpeso t	3 (0.7)	4 (1)	0.74 (0.16, 3.41)	0.701	2.56 (0.36, 18.32)	0.350
Duração da Diagnóstico de HTN	<5 anos	95 (23.3)	66 (16.2)	1		1	
	5-10 anos	72 (17.6)	49 (12)	1.02 (0.63, 1.65)	0.933	0.72 (0.37, 1.39)	0.320
	>10 anos	103 (25.2)	23 (5.6)	3.11 (1.79, 5.40)	0.000	0.82 (0.37, 1.82)	0.622
Medicamentos adesão	Sim	95 (23,3)	104 (25,5)	1		1	
	Não	175 (42.9)	34 (8.3)	5.64 (3.55, 8.93)	0.000	5.21 (2.76, 9.83)	0.000
Dieta pobre em sal adesão	Sim	42 (10.3)	42 (10.3)	1		1	
	Não	228 (55.9)	96 (23.5)	2.38 (1.46, 3.88)	0.001	2.74 (1.35, 5.53)	0.005
Controlo do peso	Sim	83 (20.3)	60 (14.7)	1		1	
	Não	187 (45.8)	78 (19.1)	1.73 (1.13, 2.65)	0.011	1.85 (0.99, 3.44)	0.052
Número de anti	< dois	205 (50.2)	130 (31.9)	1		1	

hipertenso	> três	65 (15.9)	8 (2)	5.15 (2.39, 11.09)	0.000	3.10 (1.16, 8.25)	0.024
Físico exercício	Aderir	71 (17.4)	90 (22.1)	1		1	
	Não aderir	199 (48.8)	48 (11.8)	5.26 (3.38, 8.18)	0.000	2.84 (1.49, 5.39)	0.001
Categoria de rendimento mensal	<500	8 (2)	7 (1.7)	0.61 (0.22, 1.73)	0.357	0.51 (0.10, 2.52)	0.409
	501-1000	35 (8.6)	9 (2.2)	2,09 (0,97, 4,49)	0.059	1,41 (0,49, 4,08)	0.522
	>1000	227 (55.6)	122 (29.9)	1		1	

4 Discussão

O estudo revelou que quase dois terços dos pacientes hipertensos que estavam a fazer tratamento anti-hipertensivo tinham hipertensão não controlada. A idade superior a 60 anos, a presença de comorbilidades, o excesso de peso, a não adesão aos medicamentos anti-hipertensores, a não adesão às dietas com baixo teor de sal e DASH, a toma de três ou mais medicamentos anti-hipertensores e a não adesão ao exercício físico foram factores associados ao descontrolo da hipertensão.

Cerca de dois terços dos hipertensos em tratamento anti-hipertensivo apresentavam hipertensão não controlada. Esta prevalência está de acordo com os resultados de um estudo efectuado em seis países da América Latina (Argentina, Brasil, Chile, Colômbia, Peru e Uruguai) (62,4%)

(32), República Islâmica do Irão (68,5%) (33), Índia (68,3%) (34), República do Congo (66%) (35), Centros de Saúde de Adis Abeba (69%) (19) e Hospital Memorial de Zewditu (69,9%) (36).

No entanto, esta prevalência é inferior à registada no inquérito demográfico sobre saúde do Peru (94,7%) (37), no Afeganistão (77,3%) (38), em Marrocos (73%) (17) e no Zewditu Memorial Hospital (73,8%) (20). A disparidade nos resultados do estudo do Zewditu Memorial Hospital pode dever-se à dimensão mais pequena da amostra utilizada no estudo do que no presente estudo. Além disso, o estudo limitou-se a uma única instalação, o que pode levar a uma sobrestimação. Além disso, o nível médio da tensão arterial foi calculado após a realização de apenas duas medições consecutivas numa única visita, com quatro minutos de intervalo em relação ao estudo anterior.

A hipertensão não controlada neste estudo é mais elevada do que em estudos realizados na Albânia (48,4%) (39), Rússia (47,8%) e Noruega (38,2%) (40), na Tailândia (24,6%) (18), outro estudo nas áreas centrais da Tailândia (54,4%) (41), Irão (61,1%) (42), Bangladesh, Paquistão, Sri Lanka (58%) (16), Xangai, China (56,6%) (43), Nepal (48%) (44), África do Sul (56.83%) (45), Gana (57,7%) (46), Botsuana (55%) (47), Camarões (57,2%) (48), Tanzânia (37,2%) (49), Sudão Oriental (54,7%) (50), Gonder University Hospital (49.6%) (51), Debre Tabor (57,1%) (52), Universidade de Jimma (52,7%) (9), Ayder Comprehensive Specialized Hospital (52,5%) (13), Mekelle Hospitals (48,6%) (53) e Nekemte (36,4%) (15). A magnitude relativamente mais elevada no presente estudo pode dever-se ao facto de se tratar de um estudo de base populacional na Rússia e na Noruega e de um inquérito de âmbito nacional na Tailândia. As diferenças no estatuto socioeconómico e no grau de urbanização podem também contribuir para esta discrepância. Para além disso, a diferença no estilo de vida entre Adis Abeba e o resto da Etiópia pode contribuir para este aumento. A maioria dos estudos também foi realizada utilizando as diretrizes do JNC-7 para a classificação e o controlo da hipertensão. O nível de adesão à medicação anti-hipertensiva foi maior num estudo realizado em Ayder do que no presente estudo, o que pode ter contribuído para este resultado.

Em conclusão, a prevalência de hipertensão não controlada nos países de baixa e média renda varia entre 55% e 77,3%, o que está quase de acordo com a prevalência de hipertensão não controlada do presente estudo (17, 35, 38, 45-48).

Entre as variáveis sócio-demográficas e económicas, a idade foi significativamente associada à hipertensão não controlada. Neste estudo, os doentes hipertensos com idade igual ou superior a sessenta anos tinham 2,88 vezes mais probabilidades de desenvolver uma hipertensão não controlada do que os doentes com menos de sessenta anos (AOR = 2,88). Esta conclusão é semelhante à de um estudo iraniano (33), de um estudo realizado em três hospitais de Mekelle (53) e de um estudo realizado na Universidade de Jimma (9). Isto pode dever-se ao facto de, à medida que as pessoas envelhecem, os seus vasos sanguíneos perderem elasticidade, o que resulta em resistência vascular periférica e hipertensão não controlada (9).

Neste estudo, os doentes hipertensos com comorbilidades tinham 2,21 vezes mais probabilidades de ter hipertensão não controlada do que os que não tinham diagnóstico de comorbilidades. Este resultado é consistente com os resultados de um estudo efectuado no Ayder Comprehensive Specialized Hospital (13). Uma possível explicação poderá ser o facto de muitas doenças crónicas poderem causar hipertensão secundária, dificultando o controlo da hipertensão ao mesmo tempo que se tratam outras doenças (13).

Neste estudo, a probabilidade de ter hipertensão não controlada era 2,25 vezes maior nos doentes hipertensos com excesso de peso do que nos doentes hipertensos com peso normal. Este resultado é consistente com os de um estudo marroquino (17), do Ayder Comprehensive Specialized Hospital (13) e do estudo da Universidade de Jimma (9). Isto pode ser explicado pelo facto de o excesso de peso aumentar a pós-carga e a resistência vascular periférica, o que leva a um aumento dos níveis de triglicéridos e de colesterol, a uma diminuição dos níveis de lipoproteínas de alta densidade (HDL) e a uma hipertensão não controlada (9).

A adesão à medicação é um dos aspectos cruciais no controlo da hipertensão arterial. Neste estudo, 51,2% dos doentes hipertensos não estavam a aderir aos seus medicamentos anti-hipertensores. Este resultado é superior ao dos estudos efectuados no Afeganistão (42,1%) (38), no Ayder Comprehensive Specialized Hospital (25,9%) (13), em Jimma (40,6%) (9) e nos hospitais da zona de Bale (39%) (8), e em Mekelle nos hospitais públicos (26,1%) (53). A razão mais possível pode ser a toma de vários medicamentos, o que leva a uma sobrecarga de comprimidos, a um maior risco de efeitos secundários e a preocupações com os custos (54). Além disso, pode dever-se a uma baixa motivação devido aos efeitos secundários, à crença na eficácia do tratamento, a uma comunicação insuficiente entre o doente e o médico ou a co-pagamentos mais elevados (55, 56). Além disso, pode dever-se à existência de comorbilidades, a razões socioculturais e financeiras e à complexidade do regime (57). A magnitude da não adesão à medicação neste estudo está quase em conformidade com os resultados de estudos efectuados em cidades globais como Riade (57,8%) (58), Asmara (72,8%) (59) e a cidade de Kandahar, no Afeganistão (47,9%) (60).

Este estudo revelou que a probabilidade de ter hipertensão não controlada era 5,21 vezes maior para os que não aderiam à medicação anti-hipertensiva do que para os que aderiam. Esta conclusão é consistente com estudos efectuados no Bangladesh, Paquistão, Sri Lanka (16), Afeganistão (38), Gana (46), Sudão

Oriental (50), Ayder Comprehensive Specialized Hospital (13, 23), três Mekelle Hospitals (53) e Nekemte (15). Esta consistência pode ser atribuída ao facto de uma boa adesão à medicação ser fundamental para controlar a pressão arterial elevada através da vasodilatação, do sódio e da redução de fluidos através do aumento da micção e do antagonismo da ativação simpática do coração (53).

Da mesma forma, o estudo revelou que 79,4% dos pacientes hipertensos não estavam a aderir a uma dieta com baixo teor de sal e DASH. Este resultado é superior ao dos estudos efectuados no Ayder Comprehensive Specialized Hospital (36,9%) (13). Este resultado é inferior ao dos estudos efectuados nos hospitais públicos de Mekelle (73,9%) (53).

Neste estudo, os doentes hipertensos que não seguiram uma dieta pobre em sal e DASH tinham 2,74 vezes mais probabilidades de ter hipertensão não controlada do que os que a seguiram. Este resultado é consistente com estudos efectuados no Gonder University Hospital (61), no Ayder Comprehensive Specialized Hospital (23) e em três hospitais de Mekelle (53). Esta semelhança pode ser explicada pelo facto de o sal reduzir o equilíbrio natural de sódio no organismo, provocando a retenção de líquidos e, consequentemente, aumentando a pressão exercida pelas paredes dos vasos sanguíneos, o que leva a uma hipertensão não controlada (51).

Este estudo revelou também que os doentes hipertensos que tomavam três ou mais medicamentos anti-hipertensores tinham 3,1 vezes mais probabilidades de ter hipertensão não controlada do que os que tomavam um ou dois medicamentos anti-hipertensores. Este resultado está de acordo com estudos efectuados a nível nacional na Tailândia (18), no Gana (46) e no Ayder Comprehensive Specialized Hospital (23). Esta consistência pode dever-se à possibilidade de as pessoas que tomam três ou mais medicamentos anti-hipertensores estarem presentes porque não conseguem controlar o seu sangue pressão com um ou dois medicamentos anti-hipertensores e continuam a não conseguir controlá-la com três ou mais medicamentos (23).

Por último, o estudo revelou que os doentes hipertensos que não praticavam exercício físico regular tinham 2,84 vezes mais probabilidades de desenvolver uma hipertensão não controlada do que os que praticavam exercício físico regular. Este resultado é consistente com estudos efectuados no Ayder Comprehensive Specialized Hospital (13), Three Mekelle Hospitals (53) e Nekemt (15). Estes resultados podem ser consistentes porque a atividade física regular ajuda a fortalecer o coração, permitindo-lhe bombear mais sangue com menos esforço. Se o coração bombear o sangue com menos esforço, a força sobre as artérias diminui e a pressão arterial é controlada. Outro mecanismo pelo qual o exercício físico diminui a pressão arterial nos doentes hipertensos é através da redução da resistência vascular sistémica, da função do sistema nervoso autónomo, da norepinefrina plasmática, da sensibilidade à insulina e da atividade da renina. Além disso, o exercício físico reduz a pressão arterial através da diminuição do peso corporal e do aumento da função renal (15).

Limitações do estudo

Este estudo tem várias limitações. O estudo pode ter um viés de desejabilidade social em questões sensíveis auto-relatadas, como fumar cigarros, beber álcool e mastigar Khat, levando a classificá-las como abstinência. Uma vez que a maioria das perguntas da H-SCALE são auto-relatadas e os participantes podem tender a responder de uma forma que será vista favoravelmente pelos outros, pode haver um viés de desejabilidade social. Por exemplo, no caso do consumo de álcool, os participantes podem responder como se fossem abstémios, mesmo que tenham consumido álcool. O viés de memória também pode ser uma limitação, uma vez que a ferramenta utilizada para medir as variáveis de autocuidado foi a H-SCALE e a técnica foi a entrevista auto-relatada. O viés de memória também pode estar presente, uma vez que o instrumento foi auto-reportado e dependia da sua memória; pode ocorrer algum viés de memória. Uma vez que o estudo utilizou um desenho de estudo transversal, é difícil estabelecer uma relação temporal. Além disso, a duração do estudo é curta.

5 Conclusão

O estudo revelou que existe uma elevada prevalência de hipertensão não controlada entre os doentes hipertensos nos hospitais públicos de Adis Abeba, sendo a não adesão aos medicamentos anti-hipertensores um fator de previsão fundamental. Outros factores que contribuem para esta situação são a utilização de vários medicamentos, a falta de exercício físico e a fraca adesão a dietas com baixo teor de sal e DASH. Dar prioridade a intervenções direcionadas para melhorar a adesão à medicação anti-hipertensiva, incluindo acompanhamentos estruturados, uma melhor educação dos doentes sobre os benefícios da adesão e a utilização de ferramentas digitais de saúde, como aplicações móveis, para acompanhamento e apoio.

Modelos de cuidados multidisciplinares: Devemos defender uma abordagem de cuidados em equipa que envolva médicos, enfermeiros, farmacêuticos e agentes comunitários de saúde, dada a natureza multifatorial da hipertensão.

Abordagens centradas no paciente: Dar aos doentes a capacidade de gerir ativamente a sua hipertensão através do envolvimento nas decisões de tratamento e de cuidados personalizados.

Defesa de políticas: As iniciativas comunitárias e políticas mais alargadas devem incluir campanhas nacionais de sensibilização para a adesão à medicação e incentivos financeiros para os medicamentos anti-hipertensores, de modo a melhorar o acesso das populações com baixos rendimentos.

Declarações

Consentimento para publicação

Não aplicável

Disponibilidade de dados e materiais

Todos os materiais necessários utilizados e/ou analisados durante o presente estudo foram incluídos no manuscrito.

Interesses concorrentes

Os autores declaram que não têm interesses concorrentes.

Financiamento

Não houve financiamento para este estudo.

Contribuição dos autores

AWG: conceção, desenho, aquisição, recolha de dados, análise e interpretação dos dados e redação do manuscrito. ADW: revisão crítica do desenho, análise e interpretação do estudo e redação do manuscrito. Ambos os autores leram e aprovaram o manuscrito final. **Agradecimentos**

Gostaríamos de agradecer aos colectores de dados e aos participantes no estudo pela sua cooperação no processo de recolha de dados e pelo fornecimento das suas informações.

Referência

1. Zhou D, Xi B, Zhao M, Wang L, Veeranki SP. Uncontrolled hypertension increases risk of all-cause and cardiovascular disease mortality in US adults: the NHANES III Linked Mortality Study. Relatórios científicos. 2018;8(1):1-7.

2. OMS. Ficha de informação sobre hipertensão. 2021.

3. Naghavi M, Ong KL, Aali A, Ababneh HS, Abate YH, Abbafati C, et al. Carga global de 288 causas de morte e decomposição da esperança de vida em 204 países e territórios e 811 localizações subnacionais, 1990–2021: uma análise sistemática para o Estudo da Carga Global de Doenças 2021. The Lancet. 2024;403(10440):2100-32.

4. Carga global e força da evidência para 88 factores de risco em 204 países e 811 localizações subnacionais, 1990-2021: uma análise sistemática para o Global Burden of Disease Study 2021. Lancet (Londres, Inglaterra). 2024;403(10440):2162-203.

5. Mills KT, Stefanescu A. A epidemiologia global da hipertensão. 2020;16(4):223-37.

6. Ferdinand KC. Hipertensão não controlada na África subsaariana: Chegou o momento de abordar uma crise iminente. Jornal de hipertensão clínica (Greenwich, Conn). 2020;22(11):2111- 3.

7. James PA, Oparil S, Carter BL, Cushman WC, Dennison-Himmelfarb C, Handler J, et al. Diretriz baseada em evidências de 2014 para a gestão da pressão arterial elevada em adultos: relatório dos membros do painel nomeados para o Oitavo Comité Nacional Conjunto (JNC 8). Jama. 2014;311(5):507-20.

8. Lemessa F, Lamessa M. Uncontrolled Hypertension and Associated Factors

among Hypertensive Adults in Bale Zone Public Hospitals, Ethiopia (Hipertensão não controlada e factores associados entre adultos hipertensos em hospitais públicos da zona de Bale, Etiópia). J Hypertens Manag. 2021;7:057.

9. Tesfaye B, Haile D, Lake B, Belachew T, Tesfaye T, Abera H. Hipertensão não controlada e factores associados entre os doentes adultos hipertensos em acompanhamento no Hospital Universitário e Especializado de Jimma: estudo transversal. Relatórios de Pesquisa em Cardiologia Clínica. 2017;8:21.

10. Zhou B, Carrillo-Larco RM, Danaei G, Riley LM, Paciorek CJ, Stevens GA, et al. Tendências mundiais na prevalência da hipertensão e progresso no tratamento e controlo de 1990 a 2019: uma análise conjunta de 1201 estudos representativos da população com 104 milhões de participantes. The Lancet. 2021;398(10304):957-80.

11. Ab Majid NL, Omar MA, Khoo YY, Mahadir Naidu B, Ling Miaw Yn J, Rodzlan Hasani WS, et al. Prevalência, sensibilização, tratamento e controlo da hipertensão na população da Malásia: resultados do Inquérito Nacional de Saúde e Morbilidade 2006-2015. Jornal de hipertensão humana. 2018;32(8):617-24.

12. Amare F, Hagos B, Sisay M, Molla B. Uncontrolled hypertension in Ethiopia: a systematic review and meta-analysis of institution-based observational studies. BMC cardiovascular disorders. 2020;20(1):129.

13. Gebremichael GB, Berhe KK, Zemichael TM. Hipertensão não controlada e fatores associados entre pacientes adultos hipertensos no hospital especializado abrangente Ayder, Tigray, Etiópia, 2018. BMC distúrbios cardiovasculares. 2019;19(1):121.

14. Mohamed SF, Uthman OA, Mutua MK, Asiki G, Abba MS, Gill P. Prevalência de hipertensão não controlada em pessoas com comorbilidades na África Subsariana: uma revisão sistemática e meta-análise. BMJ open. 2021;11(12):e045880.

15. Fekadu G, Adamu A, Gebre M. Magnitude e Determinantes da Pressão Arterial Não Controlada entre Pacientes Adultos Hipertensos em Acompanhamento no Hospital de Referência de Nekemte, Etiópia Ocidental. 2020;13:49-61.

16. Jafar TH, Gandhi M, Jehan I, Naheed A, de Silva HA, Shahab H, et al. Determinants of Uncontrolled Hypertension in Rural Communities in South Asia-Bangladesh, Pakistan, and Sri Lanka. Revista americana de hipertensão. 2018;31(11):1205-14.

17. Essayagh T, Essayagh M, El Rhaffouli A, Khouchoua M, Bukassa Kazadi G, Khattabi A, et al. Prevalência de pressão arterial não controlada em Meknes, Marrocos, e seus fatores de risco associados em 2017. PloS one. 2019;14(8):e0220710.

18. Sakboonyarat B, Rangsin R, Kantiwong A, Mungthin M. Prevalência e factores associados à hipertensão não controlada entre os doentes hipertensos: um inquérito a nível nacional na Tailândia. BMC research notes. 2019;12(1):380.

19. Amare F, Nedi T, Berhe DF. Prática e determinantes do controlo da pressão arterial entre os doentes hipertensos ambulatórios que frequentam os serviços de cuidados de saúde primários em Addis Abeba. SAGE open medicine.

2020;8:2050312120946521.

20. Horsa BA, Tadesse Y, Engidawork E. Avaliação do controlo da hipertensão e dos factores associados ao controlo entre os doentes hipertensos atendidos no Zewditu Memorial Hospital: um estudo transversal. BMC research notes. 2019;12(1):152.

21. ALEMAYEHU M, Abebe S, Yadeta D, Alemayehu B. Padrão de Controlo Ambulatório da Pressão Arterial em Pacientes Hipertensos no Hospital Especializado Tikur Anbesa: Um estudo transversal. 2021.

22. Chobanian AV, Bakris GL, Black HR, Cushman WC, Green LA, Izzo JL, Jr., et al. Seventh report of the Joint National Committee on Prevention, Detection, Evaluation, and Treatment of High Blood Pressure. Hypertension (Dallas, Tex: 1979). 2003;42(6):1206-52.

23. Kinfe DG, Berhe G. Controlo da pressão arterial, hipertrofia ventricular esquerda e prática de tratamento entre doentes hipertensos na Etiópia. 2020;13:903-16.

24. Gabinete AACAH. Relatório. 2021.

25. Fekadu G, Adamu A, Gebre M, Gamachu B, Bekele F, Abadiga M, et al. Magnitude e factores determinantes da pressão arterial não controlada entre os doentes adultos hipertensos em acompanhamento no Nekemte Referral Hospital, Etiópia Ocidental. Controlo integrado da pressão arterial. 2020:49-61.

26. Warren-Findlow J, Seymour RB. Prevalence rates of hypertension self-care activities among African Americans (Taxas de prevalência de actividades de autocuidado da hipertensão entre afro-americanos). Jornal da Associação

Médica Nacional. 2011;103(6):503-12.

27. Schapira MM, Fletcher KE, Hayes A, Eastwood D, Patterson L, Ertl K, et al. The development and validation of the hypertension evaluation of lifestyle and management knowledge scale. Jornal de hipertensão clínica (Greenwich, Conn). 2012;14(7):461-6.

28. Abdisa L, Girma S, Lami M, Hiko A, Yadeta E, Geneti Y, et al. Hipertensão não controlada e factores associados entre os doentes adultos hipertensos em acompanhamento em hospitais públicos, na Etiópia Oriental: Um estudo multicêntrico. SAGE open medicine. 2022;10:20503121221104442.

29. Lauder L, Mahfoud F, Azizi M, Bhatt DL, Ewen S, Kario K, et al. Hypertension management in patients with cardiovascular comorbidities. Jornal Europeu do Coração. 2022;44(23):2066-77.

30. Wandile P. Hypertension and comorbidities: Uma ameaça silenciosa à saúde global. Hipertensão e Comorbilidades. 2024;1:1-7.

31. Iqbal M, Akram M, Rashid A, Zainab R, Laila U, Talha Khalil M, et al. Prevalence of Hypertension and Associated Co-Morbidities in Pakistan (Prevalência da hipertensão e co-morbilidades associadas no Paquistão). Nursing and Health Care. 2023.

32. Lamelas P, Diaz R, Orlandini A, Avezum A, Oliveira G, Mattos A, et al. Prevalência, conhecimento, tratamento e controlo da hipertensão em comunidades rurais e urbanas de países da América Latina. Journal of hypertension. 2019;37(9):1813-21.

33. Katibeh M, Moghaddam A, Yaseri M, Neupane D, Kallestrup P, Ahmadieh

H. Hypertension and associated factors in the Islamic Republic of Iran: a population-based study. Jornal de saúde do Mediterrâneo Oriental = La revue de sante de la Mediterranee orientale = al- Majallah al-sihhiyah li-sharq al-mutawassit. 2020;26(3):304-14.

34. Lee J, Wilkens J. Hypertension awareness, treatment, and control and their association with healthcare access in the middle-aged and older Indian population: Um estudo de coorte de âmbito nacional. 2022;19(1):e1003855.

35. Ellenga Mbolla BF, Ossou-Nguiet PM, Ikama SM, Bakekolo PR, Kouala-Landa CM, Passi-Louamba C, et al. Taxas de hipertensão não tratada, tratada e controlada e relações entre a pressão arterial e outros factores de risco cardiovascular em Brazzaville (República do Congo): Mês de Medição de maio de 2017 - África Subsariana. Suplementos do jornal europeu do coração: jornal da Sociedade Europeia de Cardiologia. 2019;21(Suppl D):D44-d6.

36. Yazie D, Shibeshi W, Alebachew M, Berha A. Assessment of blood pressure control among hypertensive patients in Zewditu Memorial Hospital, Addis Ababa, Ethiopia: a crosssectional study. J Bioanal Biomed. 2018;10(03):80-7.

37. Carrillo-Larco RM, Bernabe-Ortiz A, Villarreal-Zegarra D. Short-term trends in the

prevalência, sensibilização, tratamento e controlo da hipertensão arterial no Peru. 2021.

38. Baray AH, Stanikzai MH, Wafa MH, Akbari K. High Prevalence of Uncontrolled Hypertension Among Afghan Hypertensive Patients (Elevada

Prevalência de Hipertensão Não Controlada entre os Doentes Afegãos com Hipertensão): A Multicenter Cross-Sectional Study. Controlo integrado da pressão arterial. 2023;16(null):23-35.

39. Pirkle CM, Ylli A, Burazeri G, Sentell TL. Factores sociais e comunitários associados à sensibilização e controlo da hipertensão entre os adultos mais velhos em Tirana, Albânia. Revista europeia de saúde pública. 2018;28(6):1163-8.

40. Petersen J, Malyutina S, Ryabikov A, Kontsevaya A, Kudryavtsev AV, Eggen AE, et al. Uncontrolled and apparent treatment resistant hypertension: a cross-sectional study of Russian and Norwegian 40-69 years olds. BMC cardiovascular disorders. 2020;20(1):1-11.

41. Meelab S, Bunupuradah I, Suttiruang J, Sakulrojanawong S, Thongkua N, Chantawiboonchai C, et al. Prevalência e factores associados à pressão arterial não controlada entre os doentes hipertensos das comunidades rurais das zonas centrais da Tailândia: A crosssectional study. 2019;14(2):e0212572.

42. Mirzaei M, Mirzaei M. Awareness, treatment, and control of hypertension and related factors in adult Iranian population (Sensibilização, tratamento e controlo da hipertensão e factores relacionados na população iraniana adulta). 2020;20(1):667.

43. Yang ZQ, Zhao Q, Jiang P, Zheng SB, Xu B. Prevalência e controlo da hipertensão numa comunidade de população idosa no distrito de Changning, em Xangai: um estudo transversal. 2017;17(1):296.

44. Mehata S, Shrestha N, Mehta R, Vaidya A, Rawal LB, Bhattarai N, et al.

Prevalência, sensibilização, tratamento e controlo da hipertensão no Nepal: dados de um estudo transversal de base populacional representativo a nível nacional. Journal of Hypertension. 2018;36(8):1680-8.

45. Masilela C, Pearce B, Ongole JJ, Adeniyi OV, Benjeddou M. Estudo transversal da prevalência e dos factores determinantes da hipertensão não controlada entre os adultos sul-africanos residentes no município de Mkhondo. BMC saúde pública. 2020;20(1):1-10.

46. Sarfo FS, Mobula LM, Burnham G, Ansong D, Plange-Rhule J, Sarfo-Kantanka O, et al. Factores associados à pressão arterial não controlada entre os ganeses: Evidence from a multicenter hospital-based study. PloS one. 2018;13(3):e0193494.

47. Gala P, Moshokgo V, Seth B, Ramasuana K, Kazadi E, M'Buse R, et al. Medication Errors and Blood Pressure Control Among Patients Managed for Hypertension in Public Ambulatory Care Clinics in Botswana. Jornal da Associação Americana do Coração. 2020;9(2):e013766.

48. Dzudie A, Djomou A, Ba H, Njume E, Ndom MS, Mfekeu LK, et al. MMM17- Camarões, análise e oportunidades - África Subsaariana. Suplementos do jornal europeu do coração: jornal da Sociedade Europeia de Cardiologia. 2019;21(Suppl D):D31-d3.

49. Galson SW, Stanifer JW, Hertz JT, Temu G, Thielman N, Gafaar T, et al. The burden of hypertension in the emergency department and linkage to care: Um estudo de coorte prospetivo na Tanzânia. PloS one. 2019;14(1):e0211287.

50. Omar SM, Elnour O, Adam GK, Osman OE, Adam I. Avaliação do controlo

da pressão arterial em pacientes adultos hipertensos no leste do Sudão. 2018;18(1):26.

51. Animut Y, Assefa AT, Lemma DG. Estado de controlo da pressão arterial e factores associados entre os pacientes adultos hipertensos em acompanhamento ambulatório no Hospital de Referência da Universidade de Gondar, noroeste da Etiópia: um estudo retrospetivo de acompanhamento. Controlo integrado da pressão arterial. 2018;11:37-46.

52. Teshome DF, Demssie AF, Zeleke BM. Determinantes do controlo da pressão arterial entre os doentes hipertensos no Noroeste da Etiópia. PloS one. 2018;13(5):e0196535.

53. Aberhe W, Mariye T, Bahrey D, Zereabruk K, Hailay A, Mebrahtom G, et al. Prevalência e factores associados à hipertensão não controlada entre os adultos doentes hipertensos em acompanhamento no Norte da Etiópia, 2019: estudo transversal. A revista médica pan-africana. 2020;36:187.

54. Sheilini M, Hande HM, Devi ES, Kamath A, Nayak BS, Morisky DE, et al. Determinants of Adherence to Antihypertensives Among Elderly: A Multifatorial Concern. 2022;16:3185-93.

55. Abbas H, Kurdi M, de Vries F. Factors Associated with Antihypertensive Medication Non-Adherence: Um estudo transversal entre adultos hipertensos libaneses. 2020;14:663- 73.

56. Bezie K, Mamo M. Antihypertensive medication non-adherence and predictors among adult patients on follow-up, Ethiopia: prospective cross-sectional study. Eur J Clin Pharm. 2020;22(2):70-9.

57. Shin J, Konlan KD. Prevalência e determinantes da adesão à medicação entre os pacientes que tomam medicamentos anti-hipertensivos em África: Uma revisão sistemática e meta-análise 2010-2021. 2023;10(6):3506-18.

58. Algabbani FM, Algabbani AM. Adesão ao tratamento em pacientes com hipertensão: resultados de um estudo transversal. Hipertensão clínica. 2020;26:18.

59. Mebrahtu G, M MM, Okoth Achila O. Adesão à medicação anti-hipertensiva e factores associados: Uma análise transversal de pacientes que frequentam um hospital nacional de referência em Asmara, Eritreia. 2021;15:2619-32.

60. Stanikzai MH, Wafa MH. Preditores da não adesão a medicamentos anti-hipertensivos: Um estudo transversal de um hospital regional no Afeganistão. 2023;18(12):e0295246.

61. Abegaz TM, Abdela OA. Magnitude e determinantes da pressão arterial não controlada entre pacientes hipertensos na Etiópia: estudo observacional de base hospitalar. 2018;16(2):1173

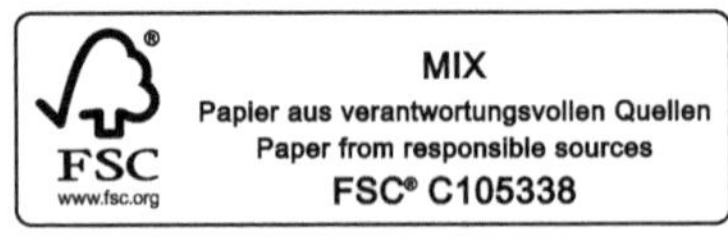

Printed by Books on Demand GmbH, Norderstedt / Germany